AF373771

QU'EST-CE QUE

L'HOMŒOPATHIE,

PAR

Le Docteur CASTAING,

Membre titulaire de l'Académie de Médecine homœopathique
de Paris.

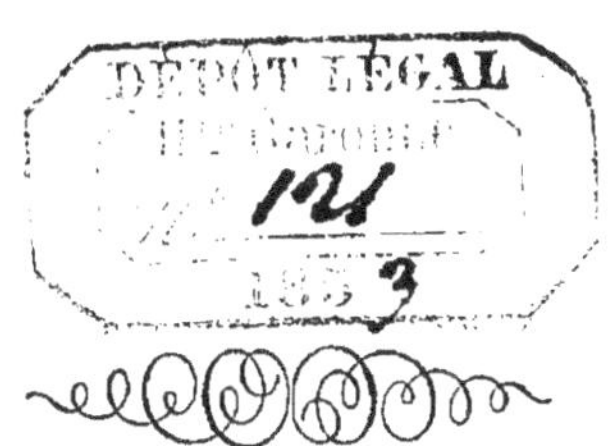

PARIS,

CHEZ J.-B. BAILLÈRE, LIBRAIRE DE L'ACADÉMIE DE MÉDECINE,
19, RUE HAUTEFEUILLE, 19.

A TOULOUSE,

CHEZ L'AUTEUR, RUE SAINT-ANTOINE-DU-T, 22.

1853.

La première édition de notre opuscule intitulé : *Vérité de l'Homœopathie*, étant épuisée, nous avons cru devoir reproduire, dans ce second Mémoire, les idées principales que nous avions exposées dans le premier, en les dégageant de tous les détails historiques, anatomiques et physiologiques peu attrayants en général pour les gens du monde.

En donnant plus de concision à notre travail, puissions-nous avoir réussi à ne lui rien enlever de sa clarté et à rendre sa lecture plus facile ! L'homœopathie ne pourra manquer d'y gagner quelques adeptes de plus.

EXPLICATION

DE QUELQUES MOTS TECHNIQUES EMPLOYÉS DANS CE MÉMOIRE.

Physiologique : qui se rapporte aux fonctions des organes à l'état de santé.

Pathologique : qui a trait aux maladies.

Morbide : qui se rapporte à la maladie.

Système vasculaire : système des vaisseaux.

Vaisseaux : canaux dans lesquels circulent les liquides du corps.

Capillaires sanguins : tuyaux extrêmement petits dans lesquels le sang circule.

Allopathie : ancienne médecine.

Liquides gastriques : liquides de l'estomac.

Degré toxique : degré d'empoisonnement.

Molécule : petite partie d'un corps.

QU'EST-CE QUE L'HOMŒOPATHIE ?

De tout temps, les malades ont été avides de connaître la nature des maux auxquels ils sont en proie, et le mode d'action des remèdes que la médecine met en usage pour les combattre.

Jamais la science n'a pu empêcher que chacun ne raisonnât sur la cause des maladies et sur les traitements qui paraissent propres à les guérir.

Ainsi, pour la plupart des gens du monde, c'est tantôt le sang qui les fatigue, tantôt la bile qui les tourmente ; le plus souvent les humeurs qui les assiègent et qu'il faut, dit-on, expulser du corps.

Dans aucun temps, il faut le reconnaître, ce besoin de tout expliquer, ou d'avoir des explications sur tout, ne s'est fait sentir autant qu'à notre époque. — Les hommes intelligents n'ont pas, il est vrai, la prétention d'expliquer par eux-mêmes leurs maladies ou celles de leurs proches ; mais ils tiennent à être éclairés par les médecins sur la nature des accidents qui leur surviennent, sur les moyens que la science possède pour y porter remède. Ceux qui sont moins éclairés, par conséquent plus téméraires, ne doutant de rien et ne comprenant pas que la science elle-même puisse avoir des incertitudes, tranchent hardiment les questions qui se rattachent à leur santé ou à celle de leurs amis.

Chacun veut donc parler médecine ou en entendre parler, tel est l'esprit du siècle.

Que ce soit à tort ou à bon droit, la médecine n'est plus le domaine exclusif des médecins ; chacun a la prétention d'en avoir sa part, et l'esprit d'examen, de discussion et de critique est porté si loin aujourd'hui que chacun se croit apte à juger, non-seulement du mérite d'un traitement, mais encore de la valeur d'une doctrine médicale.

En face de ce besoin impérieux, qui depuis quelques années surtout a saisi les populations, il n'est donc plus question de savoir si un médecin qui a une méthode nouvelle à faire apprécier doit ne s'adresser qu'au corps médical seulement ; il faut qu'il s'adresse encore au public ; car le dilemme doit aujourd'hui être posé en ces termes :

Vaut-il mieux laisser l'opinion publique s'égarer que l'aider à se bien diriger ?

Ces idées nous sont suggérées par les appréciations diverses que nous entendons émettre journellement sur une méthode médicale nouvelle que l'on nomme l'*homœopathie*.

Pour les uns, l'homœopathie est une méthode qui agit dans le traitement des maladies par le fluide magnétique que ses remèdes contiennent ; pour d'autres, les substances qu'elle met en usage sont des extraits de médicaments, l'essence des remèdes employés par l'ancienne médecine ; pour un grand nombre, les médicaments homœopathiques ont une action trop énergique qui doit les faire redouter ; pour la plupart, ce sont des atômes sans action, sans la moindre puissance.

Pour beaucoup de médecins et pour bien des gens du monde, l'homœopathie n'agit dans les maladies que par le régime sévère qu'elle impose ! Et nous devons même rendre grâce à nos ennemis toutes les fois qu'ils nous font l'honneur de ne pas traiter de charlatans, les hommes honorables et consciencieux qui pratiquent l'homœopathie.

Après s'être longtemps laissé baffouer, injurier, calomnier, il est temps que l'homœopathie, forte de la vérité qu'elle annonce, relève la tête ; qu'après s'être adressée aux savants, qui le plus souvent l'ont condamnée sans l'entendre, ou l'ont niée sans la connaître, elle s'adresse au public moins intéressé à la repousser et aussi apte à saisir son importance et les services immenses qu'elle est appelée à rendre à l'humanité. Maintenant que nous croyons être arrivé, par nos faibles efforts, à rendre claire et évidente l'action des remèdes infinitésimaux qui, jusqu'à ce moment avait été mal comprise, disons à chacun ce que c'est que l'homœopathie ; quelles sont les vérités qu'elle proclame ; sur quelles bases elle s'appuie, et quels sont les bienfaits qu'elle tient en réserve à ceux qui sauront ou voudront la comprendre.

L'homœopathie est l'art de guérir les maladies par des remèdes qui ont été essayés sur l'homme en état de santé et qui produisent en lui des symptômes en tout semblables à ceux des maladies qu'on a à traiter.

Comment Hannemann, qui est l'inventeur de cette méthode, est-il arrivé à la découverte de ce principe ?... Tout simplement : en ayant l'idée d'essayer certains médicaments sur des sujets en état de santé parfaite.

Jusqu'à lui, l'ancienne médecine n'avait jamais expérimenté ses remèdes qu'empiriquement dans les cas de maladies, et elle avait toujours voulu conclure d'une guérison, obtenue à l'aide d'un médicament, à l'action nécessaire du même médicament dans des cas en apparence semblables ; mais comme une maladie n'est presque jamais la même chez la plupart de ceux qui s'en trouvent atteints, c'est-à-dire, comme elle se présente toujours sous des formes variées et avec un cortége de symptômes différents, il en résulte que le remède qui guérit une de ces variétés, n'est pas nécessairement celui qui est le plus apte à guérir les autres nuances, quelle que soit la ressemblance qui existe entre elles.

Hannemann, frappé de la fausse voie dans laquelle la médecine avait marché jusqu'à lui, conçoit l'idée d'expérimenter les médicaments sur l'homme en santé, et commence sur lui-même l'essai de certains des remèdes connus ; il prend du quinquina, et le quinquina lui donne des accès de fièvre intermittente semblables à ceux que l'on guérit habituellement avec le quinquina ; il essaie le soufre, le mercure, et il voit se développer, sous l'influence de ces agents, tous les symptômes des maladies qui sont ordinairement guéries par ces substances. — Poursuivant ces expérimentations, il donne les mêmes remèdes à sa famille, à un nombre considérable de disciples dévoués, et ne tarde pas à voir se manifester chez tous des symptômes semblables à ceux des maladies contre lesquelles ces remèdes sont employés comme spécifiques ; et il arrive bientôt à cette conclusion que le quinquina ne guérit la fièvre intermittente, que le soufre et le mercure ne guérissent les maladies de la peau, que parce que ces substances ont la propriété de développer les mêmes affections chez ceux qui les prennent en état de santé.

Poussé par ces premiers essais, il expérimente successivement sur l'homme en santé la plupart des médicaments connus, comme aussi, un nombre de substances jusques-là réputées sans action ; il note avec soin tous les phénomènes qui se produisent sous l'influence de chacune de ces substances, et plus tard, toutes les fois que dans des maladies naturelles, il retrouvera des symptômes semblables à ceux qu'il a vus se manifester chez l'homme sain, sous l'influence de tel médicament, il est sûr qu'en administrant le même remède il guérira la maladie qu'il a à traiter. C'est ainsi que se trouve établie, par Hannemann, cette loi nouvelle qui renverse toutes les croyances admises : *similia similibus curantur*, les semblables sont guéris par les semblables ; c'est-à-dire les maladies sont guéries par des agents qui, lorsqu'ils sont administrés à l'homme bien portant, lui donnent tous les symptômes de ces mêmes maladies.

Mais plus Hannemann pratique d'après ces idées nouvelles, plus il s'aperçoit que malgré la supériorité de sa méthode, les remèdes à effets semblables, donnés aux doses usitées dans l'ancienne école, produisent souvent une aggravation plus ou moins forte des symptômes observés ; il n'en faut pas davantage à son génie pour le décider à diviser de plus en plus les remèdes qu'il emploie ; aussi arrive-t-il, de division en division, jusqu'à ne donner que des atômes impondérables ; et cependant quelques minimes que soient les doses de ces médicaments, leurs effets incontestables dans les maladies diverses, servent à lui démontrer que cet état d'atténuation est bien celui qui leur permet le mieux de manifester leur puissance curative et de produire des effets plus tranchés, plus énergiques et plus salutaires que des doses plus fortes des mêmes médicaments.

Ainsi se trouve créée l'homœopathie, reposant sur les deux lois de la spécificité et des infiniments petits. Il ne s'agissait plus que d'expliquer ces lois et de faire comprendre : 1o comment des doses aussi minimes peuvent avoir non-seulement une puissance quelconque, mais encore une action beaucoup plus énergique que les doses plus fortes des mêmes médicaments ; 2o comment il peut se faire qu'un remède qui est susceptible de donner une maladie à des personnes qui en font usage en état de santé, soit apte à guérir le même genre d'affection chez un malade.

C'est ici malheureusement qu'Hannemann, malgré tout son génie, n'a pu réussir à trouver des explications assez claires, assez précises pour entraîner tous les adeptes de sa méthode dans une croyance commune ; ce n'est pas que nous n'ayons, tous, une foi entière dans la puissance et l'efficacité des médicaments qu'il a préconisés, car pour tous leurs effets sont les mêmes, c'est-à-dire évidents, merveilleux ; mais quelque ingénieuse qu'elle soit, la théorie qu'il a émise, ne s'appuyant que sur des idées métaphysiques, ne pouvait être par tous acceptée, puisque la raison ne pouvait s'en déclarer satisfaite.

C'est pendant que nous sentions nous-même le besoin de trouver des explications plus nettes à des faits d'ailleurs si clairs, si précis, si palpables, qu'il nous est revenu un souvenir qui nous a aidé à répandre un peu de clarté sur une question qui semblait, jusqu'à ce jour, avoir échappé à tous les efforts tentés pour la rendre moins obscure.

De tous les phénomènes qui nous ont impressionné dans nos études physiologiques, les plus intéressants sont, sans contredit, ceux que révèle la puissance du microscope solaire lorsqu'elle rend sensible à nos yeux le mécanisme de la circulation du sang dans les ailes des moucherons et dans les nageoires des poissons les plus petits.

Les observateurs, qui ont été à même de le constater, savent que le liquide qui circule dans les vaisseaux de ces petites ailes ne se comporte pas, dans tous les capillaires, de la même façon. D'un aspect de même nature d'abord, dans les gros tuyaux, le liquide circulant semble, à mesure qu'il avance, se diviser en deux éléments distincts : l'un, toujours liquide, aqueux, presque transparent ; l'autre, formé de petits globules, de couleur plus foncée, d'un aspect plus nacré, qui circulent en tourbillonnant sans cesse dans le liquide qui leur sert de véhicule.

Arrivés aux points successifs de rétrécissement qu'on voit dans la continuité de ces vaisseaux, la plupart des globules qui se présentent pour franchir ces passages, n'y pouvant réussir d'abord, se retirent en tourbillonnant sur eux-mêmes, se représentent encore, et n'arrivent à se frayer une voie que lorsque, après avoir tenté vainement un plus ou moins grand nombre de fois de pénétrer à travers les points retrécis, ils parviennent à se présenter enfin dans la position qui leur permet un accès facile.

C'est ainsi qu'on voit les globules se comporter devant une série d'arrêts qu'ils ont à franchir successivement, jusqu'à ce qu'enfin l'œil ne peut plus les apercevoir, bien qu'il puisse suivre encore la marche du liquide limpide à travers les capillaires les plus déliés.

Peut-être, au premier abord, la marche pénible de ces globules à travers les capillaires circulatoires ne semble-t-elle pas jeter un grand jour sur la question qui nous occupe ; c'est elle cependant qui nous a fourni le levier le plus puissant pour lever les obstacles qui nous empêchaient d'approcher de la réalité.

Qu'est, en effet, cette difficulté des globules à parcourir librement les vois capillaires ?... Que signifie l'impossibilité absolue où ils se trouvent de pénétrer dans les derniers ramuscules ?.... C'est que, d'une part, il existe dans le sang des éléments de consistance variés et dans un état de cohésion différent ; que, d'autre part, les tissus organiques sont composés d'une innombrable quantité de petits vaisseaux trop déliés pour laisser pénétrer tous les éléments qui entrent dans la composition du sang ; que la partie la plus fluide de ce liquide est la seule qui puisse arriver dans un grand nombre de vaisseaux, et que ceux-ci, par leur diamètre trop étroit, ne sauraient permettre aux autres parties constituantes du sang, à tous les globules par exemple, à toute la fibrine, aux phosphates, au fer et autres éléments, d'y pénétrer.

Par cette appréciation des phénomènes de la circulation, on arrive facilement à expliquer la différence d'action qui existe entre les fortes doses de médicaments et les petites doses homœopatiques.

Qu'est-ce qu'une dose d'agent médicamenteux telle que l'entend l'allopathie, telle que la pharmacie la prépare?... Ce sont des grains, des gouttes, des demi-grains, des quarts de grains, des demi-gouttes, des quarts de goutte, qui sont administrés en nature ou étendus dans 120 grammes d'eau servant de véhicule. — Quelque facilité qu'ait la substance à se dissoudre dans la quantité du liquide indiquée, croit-on qu'elle s'approchera jamais de cet état d'atténuation obtenu par les dilutions et par tous les moyens de division mis en usage par les procédés homœopatiques ? Et alors sera-t-il difficile de comprendre que ces médicaments, encore à l'état massif, par rapport aux préparations hannemanniennes, ne puissent parvenir aux nerfs ou aux portions d'organes où ils ont besoin d'arriver pour avoir une action.

Evidemment, si les capillaires qu'ils ont à traverser ne leur offrent qu'un diamètre inférieur à leur propre diamètre, les agents resteront sans action appréciable, puisqu'ils ne pourront l'exercer sur les points où ils doivent principalement agir.

Si, au contraire, nous avons la puissance de diviser l'agent médicamenteux jusqu'à le réduire à l'état miasmatique, on ne nous refusera pas d'admettre qu'il puisse pénétrer jusques dans les rameaux les plus déliés des réseaux capillaires, réseaux qui forment un des principaux éléments de la contexture intime de nos organes.

Si l'on réfléchit un instant aux ramifications infinies de l'arbre vasculaire, l'imagination elle-même recule à la poursuite de toutes les divisions successivement plus multiples du système circulatoire.

On ne doit pas oublier que chaque portion d'organe est composée d'un nombre infini de canaux beaucoup plus fins que des cheveux qui sont nourris chacun par des vaisseaux plus petits ; ceux-ci par d'autres moins apparents que les précédents ; ces derniers par d'autres encore plus microscopiques, ce qui conduit à l'infini.

Eh bien ! s'il est besoin, pour modifier les tissus malades, de faire arriver à travers ces canaux infiniment petits des substances qui soient de nature à amener les modifications désirables, pense-t-on

qu'il sera facile d'y parvenir par l'emploi de doses fortes, par l'administration de remèdes dont les molécules seront agglomérées et qui
devront ainsi s'arrêter en chemin, puisqu'elles ne pourront trouver
de voie assez large pour leur livrer passage?

Quelques exemples bien choisis nous serviront, beaucoup mieux
que toutes ces inductions générales, à rendre plus clair et plus évident ce point de théorie qui peut avoir sur la compréhension et sur
l'extension de l'homœopathie une influence si marquée.

Supposons, pour un instant, que nous soyons en présence d'une
affection de la cornée transparente de l'œil, d'une tache, d'un ulcère
de cette membrane ; la première indication qui s'offrira nécessairement au médecin homœopathe, chargé de la traiter, sera d'obtenir la
résolution de cette tache, la cicatrisation de cet ulcère, et cela,
bien entendu, en dirigeant contre cet état pathologique des
médicaments que l'expérimentation sur l'homme en santé, lui auront
fait reconnaître comme exerçant des influences spéciales sur les
diverses parties de cette membrane. Mais pour que cette influence
spéciale puisse opérer un changement dans le tissu épaissi de la
cornée, il faudra que l'action du médicament soit directe, c'est-à-dire
que le médicament vienne exercer sa puissance sur les nerfs qui
président à la circulation de la cornée ou sur la cornée elle-même.

Croyez-vous maintenant, vous tous qui connaissez l'organisation
de cette partie membraneuse, qui avez été à même d'apprécier sa
transparence, sa limpidité, sa pureté extrêmes, qu'il serait facile
de faire pénétrer, à travers ces vaisseaux imperceptibles, des médicaments qui auraient des propriétés physiques sensibles? en d'autres termes: que des substances, qu'on peut voir et toucher, puissent
pénétrer dans des canaux qui restent pour nous et impalpables et
invisibles? La question sera aussitôt résolue que posée, et nous serons
probablement tous du même avis, lorsqu'il s'agira de conclure en
disant : que la tache de la cornée ne pourrait arriver ainsi à une
complète résolution.

Qu'elle différence d'action ne devons-nous pas attendre au contraire de nos doses infinitésimales, si de leur arrivée sur les tissus
malades doivent dépendre, comme nous l'avons dit, les changements
à espérer sur la cornée épaissie! Nos remèdes, par leurs divisions infinies étant à même de pénétrer dans les derniers conduits perméa-
bles, doivent arriver sur la cornée malade, comme ils arriveront à
tous les points de l'organisme sur lesquels ils auront une action élective, une influence spéciale ; et la cornée pourra être guérie.

On objectera peut-être à notre théorie que puisque dans les expé-
riences faites sur l'homme en santé les doses administrées à l'état
massif ont pu produire des phénomènes nombreux, il n'est pas
besoin d'avoir recours à une division extrême des médicaments pour
arriver à expliquer leur puissance.

A cette objection spécieuse, il y a plusieurs réponses à faire.
D'abord, nous ne nions pas que lorsqu'un médicament est donné à
dose ordinaire allopathique, il n'ait la puissance de manifester son
action par une série de symptômes assez nombreux, et cette action
devra dépendre évidemment des points du système nerveux auxquels les parcelles médicamenteuses auront pu atteindre et sur lesquelles elles auront une influence particulière.

Mais si, au lieu de les faire agir seulement sur un tronc principal
auquel pourront les faire aboutir des vaisseaux d'un certain calibre,
nous avons, pour le besoin du cas morbide, à le faire arriver sur un
petit filet nerveux desservi par des canaux plus petits encore, comment y réussirons-nous, si la pénétration a été impossible?

D'ailleurs, est-il vrai que l'emploi des quantités massives ait la
faculté de faire développer un aussi grand nombre de symptômes
que celui des doses infinitésimales ? Evidemment non. Qu'on prenne
la peine d'étudier et de constater quels sont les phénomènes que
chaque médicament administré séparément à haute et à faible dose
peut produire, et l'on verra que les fortes doses provoquent des
effets nombreux sans doute et des mieux caractérisés, parce que ces
effets seront l'expression d'une action produite sur un gros tronc nerveux par un agent transporté à travers de gros tuyaux; mais que
celles-ci (les petites) développeront leur influence médicinale par des
caractères bien plus énergiques et plus variés, parce qu'elles auront
pu agir en même temps et sur les gros troncs dont nous avons déjà
parlé et sur des points qui seront demeurés inaccessibles pour les
premières.

Au reste, supposons, si l'on veut, que les fortes et les faibles quantités puissent avoir sur l'homme en santé des conséquences identiques;
qu'en résultera-t-il ? La question s'offrira sous un nouvel aspect, il y
aura un autre problème à résoudre : si l'action des médicaments est
la même dans les deux états opposés de l'organisme vivant : la santé
et la maladie.

Or, à cette question, il n'y a qu'une réponse négative à faire;
car dans l'état de santé, les vaisseaux sont libres, le fluide circulatoire peut pénétrer partout, et avec lui, si l'on veut, les parcelles

médicamenteuses elles-mêmes qui n'auront pas subi de division très-sensible; dans cet état, en effet, pas d'obstacle, les voies sont ouvertes quoique bien étroites, mais enfin admettons-le, les substances médicamenteuses qui ne seront pas trop grossières pourront arriver; mais dans l'état de maladie, lorsqu'un tissu pathologiquement atteint aura subi tous les changements, toutes les modifications, toutes les transformations que la maladie amène; lorsque, ce qui est évident pour le plus grand nombre des cas, un état d'engouement, d'infiltration, d'induration, de désorganisation, aura obstrué, transformé, avec les divers tissus de l'organe, le plus grand nombre de vaisseaux qui concourent à sa contexture, les choses devront se passer incontestablement d'une toute autre façon, et là où les substances massives auraient pu pénétrer dans l'état de santé, il ne doit plus pouvoir parvenir que des atômes impondérables.

Mais, nous dira-t-on peut-être : pour faire admettre que les molécules médicamenteuses pénètrent dans les capillaires, ne faudrait-il pas que vous pussiez les montrer circulant dans les vaisseaux?...

Nous avouons n'avoir jamais eu l'idée de soumettre à l'expérimentation du microscope solaire les tissus d'un être vivant auquel des substances homœopathiques auraient été administrées; et nous doutons d'ailleurs que des essais de ce genre eussent pu nous conduire à un résultat quelconque. Mais est-il besoin de les voir se mouvant dans les régions vasculaires pour être assuré qu'elles y pénètrent, puisque la chimie démontre la présence de certaines des substances, qu'elle a la possibilité de reconnaître, dans les tissus sur lesquels ces substances ont une influence particulière? N'est-il pas à la connaissance de tous qu'à l'aide de l'appareil de Marsh, la présence d'un cent millionième de grain d'acide arsénieux peut être reconnue dans les organes qu'il affecte plus particulièrement? On ne nous refusera pas d'admettre probablement que si les molécules impondérables sont retrouvées dans certains tissus, c'est qu'elles auront dû nécessairement y arriver en traversant les vaisseaux qui les y ont portées.

Nous tenons à dégager la discussion d'une nouvelle objection qui, aussi peu sérieuse que la première, pourrait néanmoins venir à l'esprit de quelques-uns de nos lecteurs. On pourrait se demander si les molécules médicamenteuses, qui ont à traverser l'estomac avant d'arriver dans les vaisseaux, ne subissent pas, par leur mélange avec les sucs gastriques, un certain degré d'altération susceptible de modifier leur puissance?.... L'arsenic et une foule d'autres agents qu'on retrouve à l'état normal, par l'analyse chimique, suffiraient à

prouver que le travail de la digestion n'apporte aucun changement
dans la nature et les propriétés des substances ingérées. D'ailleurs,
leurs effets sur l'organisme étant toujours les mêmes, on ne saurait
admettre qu'elles puissent éprouver la moindre altération ; car si les
sucs gastriques avaient la puissance de les dénaturer, l'action des
médicaments devrait varier suivant les changements ou modifications qui surviennent dans les liquides gastriques eux-mêmes. —
Mais veut-on la démonstration de la non altération des médicaments
par les sucs de l'estomac? La voici : soit qu'on fasse pénétrer les
remèdes homœopathiques par la voie de l'olfaction (en les faisant
sentir seulement), soit qu'on les fasse absorber par la langue ou par
tout autre point des muqueuses, ils produiront exactement les
mêmes effets que lorsqu'on les fera passer par l'estomac et *vice versa*.

Ces considérations suffiront probablement pour élucider la question que nous avons soulevée ; mais nous n'aurions rempli que la
moitié de la tâche que nous nous étions imposée, si, après avoir
démontré quel est le mode suivant lequel les médicaments infiniment
petits exercent leur action, nous n'arrivions à démontrer aussi clairement la réalité et la nécessité de cette action elle-même.

Un savant, auquel nous faisions part de nos idées sur la marche des
médicaments à travers les petits vaisseaux, nous disait avec tout
l'accent de la conviction : Oui, je comprends parfaitement votre
théorie, vous faites pénétrer jusque sur les tissus où doivent s'opérer les effets médicamenteux les molécules de ces médicaments et les
seules qui puissent y arriver. L'idée est claire, simple, frappante par
son apparence d'exactitude; mais comment démontrerez-vous que
ces doses si minimes, que ces atomes si infimes puissent avoir une
puissance suffisante pour exercer une action quelconque? Elles n'en
sauraient avoir aucune, puisque vos dilutions ont été poussées si
loin, qu'elles ne peuvent avoir rien conservé du remède primitif.

Voulez-vous vous remettre en mémoire, répondîmes-nous à notre
interlocuteur, un exemple concluant dont on se sert en physique
pour démontrer la divisibilité de certains corps? Un grain de musc,
vous dit-on, qui a été déposé dans un appartement pendant dix
ans, et qui après ces dix ans, est pesé de nouveau avec des balances
les plus exactes, est reconnu n'avoir pas perdu un atome de son
poids; et néanmoins pendant ces dix ans, il s'est échappé de ce corps
des molécules, des parcelles si innombrables, que l'air de cet appartement, alors même qu'il aura été renouvelé tous les jours, en aura
été constamment imprégné, et imprégné à ce point, que sur un

grand nombre de personnes qui auraient séjourné momentanément dans cet appartement, beaucoup auraient pu être impressionnées d'une manière plus ou moins fâcheuse ; ainsi les uns ont pu être saisis d'éblouissements, d'autres de céphalgie, certains de tintements d'oreille, ceux-ci de vomissements, ceux-là de crises de nerfs variées. Voilà certes des phénomènes bien authentiques, qui peuvent s'observer tous les jours, qui à tout instant frappent nos sens, et qui font dire à tous ceux qui les ressentent : Voilà une odeur qui me fatigue! Le musc me porte à la tête ! il m'a donné la migraine! il m'occasionne des maux de cœur, etc., sans que personne ait jamais songé à se demander comment cette substance peut provoquer de tels effets, sans que la médecine ait jamais pris la peine de fournir à ce propos la moindre explication satisfaisante.

Eh bien ! vous le saurez maintenant, vous tous qui niez l'action des doses infinitésimales, et qui ne vous doutiez pas qu'avant les travaux d'Hannemann, les petites doses avaient, en tant de circonstances déjà, manifesté leur puissance ; c'est à l'absorption de ces molécules miasmatiques pénétrant à travers les muqueuses nasales et respiratoires qu'est dû leur transport sur les centres ou sur les filets nerveux, et qu'on doit attribuer les perturbations diverses qui se produisent dans certaines des fonctions animales et des fonctions organiques ; et cependant, les doses agissantes sont-elles massives? Les quantités qu'on voit produire de tels effets, sont-elles au moins un peu plus appréciables que celles se dont sert l'homœopathie pour obtenir ses résultats? Evidemment non, et l'esprit le plus prévenu ne pourra se refuser à admettre que, dans cette comparaison, l'avantage de quantité appartient incontestablement tout entier aux remèdes homœopatiques.

Or, si vous êtes forcés de reconnaître à ces atomes inpondérables une action que vous ne pouvez nier ; si vous êtes contraints de constater malgré vous, et leurs effets et leur puissance, de quel droit viendrez-vous prétendre que les doses homœopathiques sont sans vertu, parce qu'elles vous paraissent trop minimes? Ah ! nous le comprenons, les effets de ces vapeurs vous frappent d'étonnement, lorsqu'on vous force à réfléchir à l'énergie de leurs manifestations, et vous devenez plus sérieux dans vos railleries que vous ne l'étiez lorsque vous alliez disant et répétant sans cesse : Jetez un grain ou une goutte de remède dans un lac, buvez une cuillerée de l'eau de ce lac, et vous aurez des effets homœopathiques? Vous saviez bien que ce n'est pas ainsi qu'on parvient à les obtenir, et votre bonne foi vous a nécessairement fait défaut dans cette appréciation, ou votre légèreté vousa poussé à vouloir juger des points scientifiques sans les connaître ; car pour ceux qui ont voulu savoir comment se préparent les remèdes homœopathiques, il a été facile d'apprendre que c'est par la trituration et la succussion exercées successivement sur de petites quantités à la fois, cent gouttes, par exemple, que le mélange intime et la division complète du médicament primitif peuvent être seulement obtenus. Il faut trente fois cent gouttes ou trente fois cent grains pour arriver aux divisions les plus extrêmes de celles que l'homœopathie emploie le plus souvent. Cessez donc vos mauvaises plaisanteries et renoncez à votre rapprochement de mauvais goût, si vous tenez à éviter le contre-coup du ridicule que vous essayez en vain de déverser sur les préparations homœopathiques !

Mais cela ne suffit-il pas? En voulez-vous encore des effets homœopathiques, que nous n'irons pas chercher dans l'action des médicaments? Essayez de passer la nuit dans un appartement nouvellement peint, et dites-nous le lendemain, si vous le pouvez, à quelle quantité de céruse vous devez attribuer les effets morbides qu'elle n'aura pu manquer de développer en vous, et de développer peut-être à un degré toxique?

Il en aura pénétré par vos pores et par vos voies respiratoires, tout juste la même quantité pondérable que celle par laquelle, dans les émanations du musc, nous avons vu se produire des effets incontestés.

Avez-vous entendu parler du mancenillier, arbre qui croît dans l'Inde, et dont les fleurs laissent échapper des émanations qui font endormir pour toujours le voyageur qui a eu l'imprudence de se reposer sous son ombrage? Pensez-vous que ce soit par leur quantité pondérable que les émanations de ces fleurs empoisonnent l'atmosphère ambiant, et qu'elles donnent la mort? Dans ce fait encore pourrez-vous nier l'action des doses infinitésimales?

Le chloroforme, cet agent si subtil dont se sert la chirurgie pour assoupir la sensibilité de ceux qui ont à subir des opérations douloureuses, ne vous offre-t-il pas un nouvel exemple d'une action puissante, amenée par de bien faibles doses, puisque vous savez que si l'opérateur a eu le malheur de faire respirer, durant une seconde de plus qu'il ne le faut, les vapeurs de cet agent, son malade est frappé sans retour et ne se réveille plus?

Vous rencontrerez tous les jours des femmes dont la sensibilité nerveuse est exaltée au point que le parfum d'une fleur, même cachée à leurs regards, suffit pour provoquer en elles des accidents nerveux de toute sorte; et cependant pourra-t-on dire que les fleurs, pour produire de si singuliers phénomènes, agissent par des quantités massives?

Trouvera-t-on quelqu'un qui puisse se vanter d'avoir jamais constaté le poids et les qualités physiques des miasmes contagieux qui, après avoir traversé les mers, nous arrivent cachés dans un ballot ou enfermés dans une lettre.

Toutes les mères, qui ont vu vacciner, savent s'il faut de grandes doses de virus-vaccin pour produire sur leurs enfants tous les phénomènes de la vaccine et pour les préserver de la petite vérole.

Si nous voulions donner un exemple plus frappant encore de l'énergie des petites doses, pris dans l'action des médicaments, nous n'aurions qu'à citer les curieuses expérimentations qui ont été faites, à l'aide de l'électricité, par M. le docteur Laville de Lapleigne, de Bordeaux : qu'on se figure un tube de verre contenant une préparation homœopathique, fermé à ses deux extrémités, traversé par une tige métallique faisant saillie aux deux bouts et se terminant en pointe par une de ses extrémités. En faisant agir un courant électrique sur la partie émoussée de la tige, pendant que sa pointe est appliquée sur les téguments de l'abdomen de celui qui se soumet à l'expérimentation, on fait pénétrer chez celui-ci une dose de médicament assez puissante pour développer tous les phénomènes caractéristiques de la substance renfermée dans le tube.

Nous bornons là les citations que nous pourrions multiplier encore à l'infini, si le besoin s'en faisait sentir pour la cause que nous défendons. Les exemples fournis seront plus que suffisants pour démontrer, même aux plus incrédules, que puisque la nature s'est plu à manifester à tout instant, et sous les yeux de tous, l'action des doses infinitésimales; il y aurait mauvaise foi à vouloir nier celles des agents homœopathiques qui, dans des mains habiles à les manier, produisent aussi de si merveilleux résultats.

Nous croyons avoir tenu l'engagement que nous avions pris et avoir démontré clairement quel est le mode d'après lequel les remèdes homœopathiques exercent leur action, et avoir prouvé la réalité de cette action elle-même ; il nous reste à nous expliquer sur la nature de cette action envisagée sur l'homme en santé et sur l'homme malade. C'est ce que nous allons tenter aussitôt que nous aurons dit quelques mots sur une théorie nouvelle qui fera comprendre de quelle manière nous envisageons les causes, les développements et la disparition des maladies, et l'on verra ensuite si, appuyées sur l'action des remèdes homœopatiques, ces nouvelles idées ne tendent pas à faire de la science médicale un tout clair, précis et harmonique, qu'elle était loin, nous osons le dire, de posséder jusque-là.

Nous prétendons d'abord que toutes les fonctions du corps humain ne s'accomplissent que par la puissance des nerfs qui se ramifient dans les organes chargés d'exécuter ces fonctions ; qu'en dehors de l'essence qui nous fait communiquer avec Dieu, la vie humaine se résume toute entière dans le système nerveux.

N'est-ce pas, en effet, en lui que résident les propriétés vitales ? Qu'est-ce que les organes sans les nerfs qui les animent, sans le principe qui les fait se mouvoir? Ont-ils, eux, la puissance de sentir, de se contracter, de se mouvoir, de se nourrir, d'être vivants enfin, en dehors des nerfs qui entrent dans leur contexture, et tout organe ne devient-il pas substance inerte, dès l'instant qu'il est privé de l'influence des nerfs, qui jusque-là le vivifiaient et l'animaient.

Prenons une à une toutes les fonctions qui s'exécutent en nous, et voyons si nous en pouvons trouver qui puissent échapper à la puissance qui les régit ; soit qu'on veuille examiner les diverses fonctions de la vie organique, c'est-à-dire celles qui servent à la composition, à l'entretien et à la décomposition de notre corps, soit qu'on choisisse celles qui mettent l'homme en rapport avec les agents extérieurs, on n'en pourra trouver une seule qui puisse s'accomplir autrement que par l'influence qu'exercent les nerfs sur les organes chargés de les exécuter.

Qu'on en appelle, si l'on veut, à l'expérimentation sur les animaux ou à l'observation de certains cas de maladies, et l'on verra que toutes les fois que la lésion d'un nerf est opérée ou que sa destruction est accomplie, la fonction exercée par l'organe auquel ce nerf se distribue, se trouve aussitôt modifiée ou complètement abolie.

Après avoir dit comment nous comprenons l'accomplissement des diverses fonctions de l'homme en santé, essayons si nous pouvons arriver à fournir des explications satisfaisantes à propos de l'origine et du développement des maladies.

On l'aura deviné déjà, d'après ce qui a été établi à propos de l'homme en santé ; si l'état de santé est représenté par le jeu des organes qui exécutent leurs fonctions sous l'influence des nerfs opérant dans des conditions normales, l'état de maladie sera nécessairement la conséquence du trouble survenu dans ces mêmes fonctions, par suite des impressions ressenties par le moteur nerveux ; ce qui revient à dire que la maladie comme la santé dépendent de l'état des nerfs.

Si donc les centres nerveux exercent leur influence d'une manière normale, la santé en sera la conséquence ; si cette influence est troublée, la maladie ne peut manquer de surgir.

Pour que cette influence, exercée par les nerfs sur l'organisme vivant, se maintienne à l'état normal, c'est-à-dire à l'état de santé, il faut que les centres nerveux et les nerfs restent soumis eux-mêmes à un certain degré d'excitation qu'entretient le sang qui les nourrit, et que ce degré d'excitation ne soit jamais ni dépassé ni affaibli ; il faut encore que les agents extérieurs qui se développent en nous ne viennent pas surexciter les nerfs, diminuer leur puissance d'action ou les perturber. Or, c'est ce qui malheureusement arrive dans tous les cas de maladie naturelle, c'est-à-dire dans toutes les affections autres que celles qui proviennent de l'action directe des corps vulné-rants externes.

Ainsi nous voilà conduits à établir que toutes les maladies sont amenées par l'action qu'exercent primitivement sur les nerfs, soit l'agent naturel chargé de lui fournir le degré d'excitation normale, (le sang), soit les agents divers qui peuvent se développer en nous, soit ceux enfin qui proviennent des éléments qui nous entourent.

Quels sont donc les principes, tant internes qu'externes, qui ont ainsi la puissance de provoquer sur le système nerveux cette influence malfaisante, et comment devons-nous envisager leur mode d'agir?

En dehors des impressions morales, les agents internes, susceptibles d'affecter les nerfs de l'économie, sont toujours le produit de lésions préalables, lésions qui ont eu pour effet de modifier, de pervertir certaines de nos fonctions, les sécrétions principalement, et d'ame-ner par suite, dans la circulation, les éléments malfaisants qui résul-tent du trouble de ces mêmes sécrétions, tels que le pus et les subs-tances en putréfaction, ainsi que tous les éléments que peut engendrer l'état de putréfaction lui-même.

Les agents externes, capables d'impressionner le système nerveux avec plus ou moins d'énergie, sont, d'une part, ceux qui pénètrent dans l'économie avec les boissons et les aliments ingérés ; d'autre part, les miasmes qui se trouvent répandus dans l'air et qui pénè-trent avec lui par les voies respiratoires ; enfin les virus qui s'intro-duisent par les pores de la peau ou par les voies des membranes muqueuses; ajoutons-y les variations de température et les conditions météorologiques.

Voyons maintenant la marche que suivent nécessairement ces modificateurs pour venir opérer leur influence sur telle ou telle autre partie du système nerveux, et amener ainsi la maladie.

Des molécules miasmatiques répandues dans l'atmosphère, ou un virus déposé sur les muqueuses ou sur les téguments dénudés, sont absorbés et viennent se mêler au sang avec lequel ils circulent dans les vaisseaux, jusqu'au moment où ces particules miasmatiques ou virulentes sont déposées par la circulation sur telle ou telle autre partie du système nerveux, et viennent produire sur lui un effet semblable à celui que produirait une épine qui serait implantée dans nos chairs.

On sait que dans le cas de l'épine qui a pénétré dans la peau, les parties qui entourent le point sur lequel agit l'épine, deviennent rouges, chaudes et tendues. Or, ces divers phénomènes ne s'opèrent que parce que le sang arrive dans les capillaires de ces parties en plus grande quantité qu'auparavant, et il y arrive en plus grande quantité, parce que la fonction des vaisseaux capillaires se trouve surexcitée par cela seul que les nerfs qui président à leurs fonctions ont été excités et lésés eux-mêmes par l'épine qui a agi sur leur texture.

Eh bien! ce qui se passe à l'occasion de l'épine ou de tout autre corps étranger introduit dans la peau, nous représente parfaitement l'action qui s'opère, lorsqu'une ou plusieurs molécules virulentes ou miasmatiques sont déposées par la circulation sur un centre, un tronc ou un filet nerveux ; le virus, le miasme jouent ici le rôle de l'épine ; ils excitent, ils modifient ces parties nerveuses, et nécessairement alors les fonctions accomplies par les organes qui reçoivent l'influence de ces nerfs, sont aussitôt, et seront, tant que durera l'action du virus ou du miasme, surexcitées, troublées, perverties ou annihilées, suivant le degré et le genre de perturbation qu'auront subi ou ressenti les nerfs eux-mêmes.

Nous ne nous dissimulons pas combien, au premier abord, devra paraître hardie la théorie qui nous fait rapporter au système nerveux seul l'origine de toutes les affections morbides ; mais pourvu que cette manière nouvelle d'envisager la source des maladies nous fasse toucher du doigt ce qui auparavant nous paraissait sans forme et sans consistance ; pourvu que nous réussissions à rendre palpables les phénomènes qui jusques-là n'étaient sensibles que par les nuages dont ils étaient enveloppés ; pourvu surtout qu'en médecine et en thérapeutique spécialement, elle nous conduise à savoir diriger, contre les vraies causes des maladies, les agents médicamenteux qui sont de nature à les guérir, qu'importe qu'elle soit hardie? Sachons seulement si elle est vraie, et elle l'est incontestablement, comme nous croyons l'avoir démontré dans notre premier opuscule intitulé : *Vérité de l'homœopathie*, et comme nous nous chargeons de le rendre incontestable surtout dans un travail plus important que nous avons le projet de publier bientôt.

Il est évident que si l'on considère toute maladie comme étant la conséquence de la lésion primitive des nerfs qui président aux fonctions des organes malades, la première indication qui doit s'offrir à l'esprit du médecin doit être d'adresser à ces nerfs des remèdes qui aient la faculté d'opérer en eux des modifications, des changements qui seront transmis ensuite aux organes pathologiquement atteints.

Mais comment savoir quels sont les agents qui peuvent avoir une action spéciale sur tel ou nerf, dans un cas de maladie donné? Voici le moment d'avoir recours à l'homœopathie pour faire disparaître l'embarras dans lequel nous ont laissés jusqu'à ce jour les anciennes doctrines médicales.

Nous l'avons déjà dit, mieux inspirée que ses devancières, la méthode homœopathique, prenant son point d'appui sur des bases plus solides, a su, par l'expérimentation des remèdes sur l'homme en santé, apprécier l'action des médicaments, c'est-à-dire constater la manifestation des symptômes nombreux, qui, sous l'impression de ces substances, se produisent sur les diverses parties de l'organisme ; ce qui a poussé l'auteur de l'expérience à appliquer à la curation des maladies, des agents qui avaient la propriété de provoquer sur l'homme sain des phénomènes en tout semblables à ceux de ces mêmes maladies.

Mais que prouvent, en dernier résultat, pour des observateurs sérieux, les divers phénomènes obtenus par l'expérimentation pure ? Ils démontrent ce qui n'avait jamais été compris par l'ancienne médecine, à savoir : que tel médicament a une action élective, qu'il produit des effets spéciaux et toujours les mêmes sur tel nerf, sur telle branche de nerf ou sur l'ensemble du système nerveux ; conséquemment sur tel organe et sur telle fonction du corps humain ; que la belladone, par exemple, agit toujours sur le cerveau, la bryonne sur le poumon, la cantharide sur la vessie, etc. Aussi, lorsqu'une maladie naturelle viendra à se manifester, le médecin aura-t-il à sa disposition des agents qu'il saura d'avance devoir apporter sur l'organe malade ou plutôt sur les nerfs de l'organe malade, une influence quelconque.

Il reste à déterminer maintenant quelle est la nature de cette influence que la partie souffrante doit subir ; à faire comprendre, en un mot, comment le remède qui donne une maladie à l'homme en santé peut la guérir chez un malade.

Voici notre explication :

L'expérimentation des remèdes sur l'homme en santé démontre d'abord deux points principaux : 1° Que les nerfs sont influencés d'une manière plus marquée, plus énergique, par les remèdes que par les éléments malfaisants qui, en sévissant sur les nerfs, amènent les maladies ; 2° que l'action des remèdes sur les nerfs, quoique plus profonde que celle qui provient des molécules malfaisantes, n'est que passagère, momentanée, qu'elle s'épuise vite.

Alors que se passe-t-il lorsque le médecin adresse un remède à l'organe malade ou au nerf de l'organe malade ? Le remède arrive sur le nerf ; impressionne celui-ci plus profondément qu'il ne l'a été par l'agent morbide, fait développer par conséquent des symptômes nouveaux et plus tranchés, qui viennent s'ajouter à ceux de la maladie, ce qui explique l'aggravation momentanée qui s'observe le plus souvent après son emploi ; cette nouvelle influence médicamenteuse, pénétrant le nerf plus intimement, substitue son action à la première, c'est-à-dire à celle de l'agent morbide qui, lui, n'a plus d'influence sur le nerf, dès l'instant qu'un autre agent a pénétré celui-ci plus avant.

Il faut se représenter l'agent morbide agissant sur un nerf, comme une goutte d'eau qui aurait été déposée sur une table cirée, et le médicament, comme une goutte d'acide qui tomberait après la goutte d'eau sur le même point de la table. L'acide, pénétrant dans la cire plus profondément que la goutte d'eau n'avait pu le faire, mettrait dès ce moment la goutte d'eau à l'état de non action sur la cire, et bientôt celle-ci ne serait plus influencée que par l'acide.

Eh bien ! c'est ce qui arrive lorsque l'action médicamenteuse se substitue à celle de l'agent morbide. Dès que le médicament a influencé le nerf d'une manière plus profonde, l'élément malfaisant est sans action sur ce nerf, et, comme tout élément qui n'a plus d'action, il doit être éliminé du corps ; voilà le nerf qui, dès que la substitution a été opérée n'a plus à subir que l'influence du médicament ; mais comme l'action du médicament n'est jamais que passagère et momentanée, ainsi que le prouve l'expérimentation pure, il en résulte qu'après s'être substituée à celle de l'agent morbide, elle s'efface elle-même en laissant le nerf complètement débarrassé de toute impression, ce qui permet à celui-ci de reprendre son influence normale sur les organes qu'il fait fonctionner, et le rétablissement de la santé en est nécessairement la conséquence.

Résumant tout ce que nous avons dit sur les causes déterminantes des maladies, sur leur mode de traitement et leur disparition, nous tenons à bien faire comprendre l'ensemble de notre théorie. On peut voir, d'une part, un agent morbide frappant un ou plusieurs nerfs de l'économie; ceux-ci communiquant l'impression ressentie aux organes qu'ils font mouvoir et fonctionner, et amenant ainsi dans les fonctions un trouble d'où résulte la maladie. — D'autre part, un agent médicamenteux opérant, ainsi que l'indique l'expérimentation pure, de la même façon et aux mêmes doses que l'agent morbide, mais influençant d'une manière plus profonde les nerfs déjà atteints, substituant son action momentanée à celle du principe provocateur de la maladie, réduisant ce dernier à l'état de corps étranger qui doit être éliminé du corps, et entraînant, en disparaissant lui-même, la disparition de l'affection primitive.

Telle est notre théorie qui, mieux que les anciennes doctrines, donne l'explication de l'origine des maladies, de leurs causes, des lésions qu'elles amènent dans l'organisme, de leurs évolutions et de leurs terminaisons.

Il peut se faire qu'elle ne parvienne pas à séduire de prime-abord les esprits sceptiques; toutefois, l'accueil qu'elle a déjà reçu dans le monde savant nous permet d'espérer qu'elle sera accueillie partout avec quelque faveur. Quoi qu'il en soit, nous ne sachions pas, pour notre compte, avoir rien appris en médecine qui ait laissé dans notre esprit plus de clarté, de netteté et de satisfaction que nous n'en trouvons dans la nouvelle manière d'envisager les cas pathologiques et le mode d'action des médicaments infinitésimaux qui ont la propriété de favoriser la guérison.

L'homœopathie n'est donc plus une chimère, on sera bien forcé de le reconnaître, et, bien qu'elle n'ait aucun besoin de nos explications pour démontrer sa puissance, car ses cures parlent plus haut que toutes les théories, nous sommes heureux et fier d'avoir fait quelques efforts qui, en aidant à sa compréhension, peuvent contribuer à la propager plus généralement. Certes, ce n'est pas sans une conviction intime qu'après avoir exercé l'ancienne médecine pendant vingt-quatre ans, non sans quelque succès, nous nous sommes décidé, après avoir étudié et pratiqué l'homœopathie, à proclamer bien haut la supériorité de la nouvelle méthode sur les anciennes ; et l'on peut croire à notre sincérité, lorsque nous affirmons que, dans notre pensée, les doctrines médicales n'ont, à aucune époque, mis au jour une vérité qui puisse être comparée à celle de l'homœopathie.

Ce n'est pas qu'à l'exemple de certains disciples d'Hannemann, nous cherchions, dans notre enthousiasme pour la méthode nouvelle, à rabaisser tout ce qui a été fait jusqu'à nos jours par la science allopathique. Les travaux de nos devanciers ont trop de mérite à nos yeux pour que nous consentions à laisser croire qu'à notre avis il n'y aurait plus qu'à les fouler aux pieds ; le vrai médecin qui avant tout, ne demande qu'à guérir, doit se tenir en garde contre tout entraînement aveugle, et se réserver le droit de puiser dans toutes les méthodes les armes qui lui paraîtront les plus propres à combattre avantageusement les maladies ; aussi, bien que la vérité nous pousse à faire ressortir le besoin impérieux de principes plus stables, sommes-nous loin de refuser aux anciennes doctrines toute valeur et toute utilité, et sommes-nous bien décidé, pour notre compte, à y avoir recours toutes les fois que nous en sentirons la nécessité. — A chacune des méthodes sa part de justice ; mais en homme convaincu, nous ne pourrons permettre non plus, en négligeant de faire connaître leurs côtés faibles, que les partisans de l'ancienne médecine, appelée exclusivement rationnelle, non sans prétention, mettent tout en œuvre pour lui conserver le monopole de la considération dont elle a longtemps joui, et pour traîner ignominieusement dans la poussière la nouvelle doctrine, qui, sans conteste cependant, l'a dépassée aujourd'hui.

Nos attaques seront franches et loyales ; nous ne demandons à nos adversaires que sincérité et bonne foi, bien persuadé que s'ils n'ont pas de parti pris d'avance et s'ils ne s'opiniâtrent pas à vouloir rester, malgré tout, dans les sentiers battus, ils ne pourront s'empêcher de reconnaître avec nous, la supériorité de l'homœopathie sur les autres méthodes.

Essayons un instant de comparer ces méthodes et d'apprécier quels sont les avantages qu'offrent chacune d'elles dans le traitement, soit des maladies aiguës, soit des affections chroniques.

Nulle part, l'ancienne et la nouvelle doctrine ne sont plus directement opposées que dans le traitement des maladies inflammatoires.

La première, partant du principe que toute inflammation a pour cause une augmentation dans la quantité du sang, cherche à guérir par des évacuations sanguines, qui sont rejetées par les partisans de la méthode homœopathique.

Pourquoi l'homœopathie rejette-t-elle les saignées dans le traitement des maladies inflammatoires ? Parce qu'elle sait très-bien que par les évacuations de sang, l'allopathie ne fait que combattre un des effets de la congestion, mais qu'elle ne peut en aucune façon, en attaquer la cause.

Qu'on demande à l'allopathie ce que c'est qu'une inflammation cérébrale, qu'une fluxion de poitrine, qu'une ophthalmie! Elle vous répondra que ce sont des maladies occasionnées par le sang qui se porte au cerveau, aux poumons, à l'œil, etc.

Mais, pourra-t-elle dire quelle est la cause qui fait que le sang se porte au cerveau, au poumon ou à tout autre organe?

Comment expliquera-t-elle que le cerveau, que l'organe pulmonaire, que l'œil puissent être l'objet d'une congestion à un moment donné, que là où il ne se portait pas trop de sang le matin, il puisse s'opérer un afflux considérable, le soir.

Que peut-elle donc faire par ses évacuations sanguines? Peut-elle détruire la cause qui amène la congestion, qui entretient l'irritation elle-même?

L'allopathie assigne un faux caractère aux maladies aiguës, afin de de les mettre en harmonie avec le plan de traitement adopté par elle ; on la voit supposer une pléthore ou surabondance de sang pour cause fondamentale, et saigner copieusement dans les maladies aiguës, comme s'il était évident que les malades eussent une trop grande quantité de sang avant le développement de leurs affections.

Sans doute, en fait, la saignée peut réussir à diminuer la congestion locale ou la surabondance du sang dans l'organe qui l'a subie : c'est une deplétion mécanique qui s'opère de proche en proche, parce que dans l'organisme, le vide ne peut exister un instant. Mais à quelle condition peut-on espérer diminuer la congestion? A la condition d'enlever du sang, non-seulement de l'organe qui en a trop reçu, mais encore de toutes les parties qui ne sont pas malades. Et d'ailleurs, la soustraction du sang de la partie enflammée empêchera-t-elle la cause qui a déterminé la fluxion sanguine de continuer son action et de faire affluer, tant qu'elle persistera, une nouvelle quantité de sang vers les mêmes parties? Evidemment non, et s'il arrive quelquefois à l'allopathie de faire avorter une inflammation aiguë par d'abondantes saignées, c'est à condition que l'organisme cessera d'être influencé par les éléments morbides ou les impressions atmosphériques qui, en agissant sur les nerfs des organes atteints, ont amené la congestion, l'inflammation.

Quelles sont, au contraire, les conséquences d'une application intelligente et consciencieuse de l'homœopathie ?

Dans les maladies aiguës, nous guérissons plus souvent que ne guérit l'allopathie et d'une manière plus rapide, plus douce et plus durable qu'elle ne peut faire, parce que nous attaquons la cause de la maladie.

En effet, s'il arrive à l'allopathie de faire quelquefois dissiper une inflammation aiguë par des saignées répétées, nous arrivons plus souvent qu'elle au même résultat, avec notre antiphlogistique par excellence l'*aconit*; son action est si prompte, que, dans les maladies aiguës, il s'agit le plus souvent de quelques heures pour se rendre maître de la fièvre et arrêter le mouvement inflammatoire. — Dans ces cas, nos guérisons sont infiniment plus douces que celles obtenues par la médecine allopathique; car n'occasionnant aucune déperdition de vitalité, nous n'avons que de courtes et rares convalescences, et comme notre médication, en raison de son caractère de *spécificité*, est toujours directe et radicale, tandis que les moyens allopathiques sont constamment indirects, nous obtenons toujours aussi des guérisons durables.

Mais, demandera-t-on peut-être, comment l'aconit peut-il réussir à faire dissiper d'une manière si prompte, une affection inflammatoire aiguë, la fluxion de poitrine, par exemple, ainsi que la fièvre qui l'accompagne ? L'homœopathie répond : Parce que l'aconit a la propriété de faire développer chez l'homme sain, une maladie entièrement semblable. Pour nous, qui comprenons que cette réponse ne suffit pas, nous allons essayer d'expliquer cette loi. Et d'abord, que se passe-t-il dans une inflammation pulmonaire aiguë? Une impression de froid frappe les nerfs du poumon, ou bien un agent interne ou externe pénètre dans la circulation, et est par elle mis en contact avec telle branche du système nerveux qui se ramifie sur les vaisseaux pulmonaires; par l'effet de ce contact, les nombreux vaisseaux sanguins du poumon, qui ne font marcher le sang dans leur intérieur que par l'influence de ces nerfs, sont activés eux-mêmes dans leurs fonctions, l'apport d'une plus grande quantité de sang, dans le tissu pulmonaire, en est la conséquence immédiate, et la même influence continuant à agir, on voit bientôt la rougeur, l'engorgement, la douleur et tous les phénomènes enfin de l'inflammation se manifester.—Maintenant, que fait la médecine homœopathi-

que en administrant l'aconit dans des cas de ce genre?.... Eclairée
par l'expérimentation pure, elle adresse aux nerfs du cœur, des
artères et de tous les vaisseaux, un agent qui vient substituer son
action à celle des éléments malfaisants qui ont produit la maladie,
et comme l'aconit, après avoir produit son action, est bientôt éliminé à son tour; il en résulte que les nerfs des vaisseaux circulatoires sont promptement débarrassés de la double influence qu'ils
avaient eu à subir, et que les fonctions de la circulation reviennent
par conséquent à leur état normal. Ainsi, nous avons le droit de
le soutenir par tout ce qui vient d'être exposé : avec les saignées,
l'allopathie ne peut atteindre les causes des maladies inflammatoires
aiguës ; l'homœopathie, au contraire, avec l'aconit et quelques autres
médicaments, a le pouvoir de combattre ces causes et d'arriver,
par conséquent, plus facilement et plus sûrement à la guérison.

L'allopathie est-elle plus heureuse dans son action contre les maladies chroniques? Evidemment non, elle renonce même volontiers à la
prétention de guérir la plupart des affections de ce genre, et se borne
à essayer d'enrayer leur marche en arrêtant les progrès de la désorganisation, c'est-à-dire qu'elle ne peut que reculer le terme fatal et
encore à quelle condition? A la condition d'entretenir une maladie
artificielle continue à l'aide de vésicatoires, cautères, sétons, moxas,
etc. D'autre part, on le sait, il n'y a pas de grandes ressources a
attendre dans ces cas, des saignées générales ou locales, du régime,
quelque sévère ou bien ordonné qu'on puisse le supposer.

L'empirisme et la méthode dérivative, voilà toutes les ressources
que possède l'allopathie dans les maladies chroniques. La méthode
dérivative n'est jamais qu'indirecte ; c'est pourquoi elle ne peut valoir
quelque chose qu'à titre de méthode palliative : c'est pourquoi elle
n'est pas curative.

L'empirisme peut bien guérir quelquefois dans les mains des allopathes ; c'est qu'alors ils ont fait emploi de quelques spécifiques
homœopatiques, et cela sans s'en douter.

Une des grandes erreurs des médecins de l'ancienne école, c'est d'a-
voir pris les divers symptômes et les divers phénomènes des maladies
chroniques, qui ne sont que des produits et des manifestations de la
cause primitive, pour la cause elle-même de ces affections, et de
combattre, par exemple, tantôt le refroidissement, le catarrhe et le
rhumatisme, tantôt la goutte, les obstructions de la veine porte, les
hémorroïdes, les engorgements des vaisseaux lymphatiques, la fai-
blesse d'estomac et des organes digestifs; celle des nerfs, le spasme,

la pléthore, l'hydropisie, etc. Ils croient voir dans ces états la cause à détruire, et quand, par leurs procédés, ils sont parvenus à les diminuer ou à les faire disparaître, ils s'imaginent avoir détruit cette cause elle-même.

Seulement lorsqu'un de ces états a été diminué ou supprimé par la violence de leur médication, quelque autre phénomène morbide, produit différent de la cause fondamentale, ne manque jamais de reparaître à sa place. Comment donc l'état primitif pourrait-il être cette cause, puisque sa cessation n'amène pas une véritable guérison, ne rétablit pas la santé, et qu'il s'ensuit un nouvel état morbide presque toujours même plus grave que le précédent?

D'où vient donc alors ce qu'on croit être primitivement le caractère de la maladie? De quoi dépendent la propension du malade à se refroidir, le catarrhe, le rhumatisme, la goutte, les obstructions, les hémorroïdes? Quelle source primitive doit-on assigner à ces états, puisqu'ils ne sont qu'autant de formes diverses du prétendu caractère de la maladie, des manifestations différentes du mal interne, en un mot, des symptômes? et en attaquer une seule par des médiments, après lui avoir faussement donné le nom de cause, c'est, en réalité, ne faire qu'une mauvaise médecine symptomatique, quoique, en agissant ainsi, on prétende se conduire d'une manière rationnelle et combattre la vraie cause de la maladie.

Quelle est, en réalité, la cause fondamentale de ces maux et des phénomènes secondaires, cause dont la seule destruction peut procurer une guérison radicale et durable, constituer un traitement véritablement rationnel? Voilà ce que les médecins de l'ancienne école n'ont jamais su et ce qu'aujourd'hui encore ils ne veulent pas apprendre de l'homœopathie. Cependant quiconque a observé les effets de la méthode spécifique dans les maladies chroniques, sera évidemment convaincu de son importance dans les affections les plus opiniâtres et réputées auparavant incurables. La guérison d'un grand nombre de malades, abandonnés par les médecins ordinaires, en fournit tous les jours des exemples remarquables, et prouvent qu'Hannemann a été dans le vrai, lorsqu'il a assigné la présence de certains miasmes ou virus, comme cause du développement de la plupart des maladies chroniques.

Il va sans dire qu'un certain parti traitera de mensonges de pareilles guérisons; mais on est habitué à de telles injures, et, malgré la mauvaise foi, la vérité finira bien toujours par avoir le dessus.

Malgré les nombreux succès inespérés qu'elle obtient, l'homœopathie se garderait bien d'afficher la prétention, par exemple, de ramener à l'état normal tout tissu organique qui est arrivé à l'état de désorganisation, toute partie qui a subi une transformation radicale, absolue ; mais dans la plupart des autres maladies chroniques, l'homœopathie, bien entendue et sagement appliquée, peut guérir et guérir radicalement.

Il faut le reconnaître, ce fut une grande et fertile pensée d'Hannemann, que la conception des affections miasmatiques et virulentes expliquant la source des maladies chroniques : nous n'en voulons point aborder la théorie, parce qu'elle nous éloignerait beaucoup trop des limites que nous nous sommes tracées ; mais lorsqu'on réfléchit qu'à son aide, les maladies qui font le désespoir de la vieille école s'effacent radicalement ; que des affections nerveuses, par exemple, comme l'hystérie, l'hypocondrie ; les formes si variées, si insidieuses des gastralgies et des gastro-entéralgies, les affections mentales, les affections hémorroïdaires les plus avancées, les maladies catarrhales les plus anciennes, les maladies cutanées les plus enracinées, etc., disparaissent, et disparaissent le plus souvent sans retour, nous disons qu'il faut rendre grâces à l'homme qui a fait tant et de si grandes choses, et qu'il y a devoir de conscience à examiner ses œuvres, à vérifier ses promesses.

Dans les maladies spécifiques, l'allopathie oppose un traitement spécifique ; aussi réussit-elle souvent, et d'autant mieux qu'elle est plus sobre et plus ménagère dans l'emploi du médicament approprié ; en d'autres termes qu'elle sait mieux se rapprocher de l'emploi des petites doses ; car lorsqu'on fait usage du quinquina et du mercure à dose trop forte, il arrive souvent qu'on produit des maladies artificielles dues à l'emploi de ces médicaments à doses exagérées ; c'est ce que, en homœopathie, nous nommons des maladies médicinales, qui nécessitent à leur tour un traitement spécial.

Dans les maladies épidémiques, la supériorité de l'homœopathie sur les autres méthodes ne saurait être douteuse, — la médecine allopathique peut-elle se vanter d'être, en général, fort satisfaite dans ce même genre d'affections ? Il semble que le choléra soit venu à propos pour lui donner la mesure de son impuissance. Le docteur Tessier, médecin homœopathe à l'hôpital Sainte-Marguerite, a prouvé, par ses magnifiques résultats, dans la dernière épidémie de choléra, tout ce que l'allopathie avait à nous envier sous ce rapport. Nous nous bornons, pour notre compte, à leur rappeler la vérité suivante : vos succès, dans les maladies épidémiques sont d'autant mieux assurés, que vous traitez plus souvent vos malades au moyen de spécifiques et par conséquent que vous êtes plus souvent infidèles à la médecine dite rationnelle.

Que conclure de tout ce qui précède ? Si vous n'avez à espérer de guérison, sinon certaine, du moins probable, que pour les maladies spécifiques et les maladies d'une médiocre acuité ; si dans toutes les autres circonstances, votre pratique est aventureuse, incertaine, évidemment votre méthode n'est pas si riche de ressources que vous soyez fondés à nous repousser sans mûr examen, à nier nos doctrines sans vouloir les connaître.

Mais en avons-nous fini avec les anciennes doctrines, et ne nous sera-t-il pas permis de nous servir du pinceau d'Hannemann pour peindre encore une des infirmités les plus incurables que l'allopathie n'a cessé d'étaler aux yeux du monde intelligent ?

Jamais les allopathes n'ont su combattre les maladies que par des mélanges de plusieurs médicaments, dont chacun ne leur est connu que d'une manière superficielle ; et de ces mélanges, ils en donnent encore plusieurs à la fois, plusieurs dans une même journée. Cette conduite, suffit pour réfuter ce qu'ils disent de leur prétendue simplicité philosophique. — Pas un médecin, ni parmi les constructeurs de systèmes ni parmi leurs sectaires, qui emploie une seule substance simple dans les maladies, et qui attende qu'elle ait épuisé son action pour en donner une autre :

Alors qu'on connaîtrait parfaitement les vertus de chaque substance médicinale simple, il n'en serait pas moins absurde de donner ainsi plusieurs drogues à la fois ; ce serait toujours traiter en aveugle et recourir à des méthodes souvent tumultueuses ; car, combien l'effet de tant de moyens entassés pêle-mêle doit être confus ! Ne doit-il pas être impossible de faire à chacun sa part du résultat pour être à même, dans la suite, d'augmenter, de diminuer ou d'omettre l'un ou l'autre d'entre eux ?

Tous ensemble, ils produisent un effet moyen pour l'accomplissement duquel personne ne sait en quoi chacun d'eux a contribué ; on ignore quel est celui qui a modifié tel ou tel autre dans son action ; quel est celui qui même quelquefois a agi en sens inverse du premier et a neutralisé son effet dans le mélange.

Le cas devient plus grave et l'action de prescrire des mélanges de médicaments plus imprudente à coup-sûr, quand on songe que toutes les substances ainsi entassées, ou du moins la plupart d'entre elles, ont chacune en particulier une action puissante mais inconnue.

Et si l'état du malade ne s'améliore pas après l'administration du mélange, si loin de là même, il empire d'une manière quelconque, à quelle substance, parmi tant de drogues, faudra-t-il attribuer ce résultat, afin de pouvoir dans la suite la rayer de la formule ?

Cette manière de mêler des drogues ensemble est la ressource de celui qui ayant fort peu de notions sur chacun des ingrédients en particulier, se console de ne savoir indiquer aucune substance simple qui soit appropriée au cas morbide, en pensant que, parmi le grand nombre de celles dont son mélange est composé, il s'en trouvera par hasard une qui frappera juste.

Quelques grands praticiens allopathes modernes ont si bien senti cette vérité que, par leur tact médical seul, ils sont arrivés à ne prescrire le plus souvent à leurs malades que des médicaments simples.

Qu'il est donc peu sage de prescrire des mélanges souvent si répugnants à l'œil, à l'odorat et au goût, de médicaments à l'égard desquels on ignore comment chacun d'eux agit quand il est seul, et quand il se trouve associé aux autres !

Mais on répond que les vertus des médicaments ne sont pas inconnues. A notre tour, nous demandons alors si le peu de mots qu'on trouve sur chacun d'eux, dans les livres de matière médicale, constitue réellement une connaissance exacte des médicaments? Souvent ce n'est autre chose qu'une liste de noms de maladies dans lesquelles la substance est dite avoir été utile ! Nous disons des noms de maladies, car on ne sait à quels états corporels on a donné ces noms, ni quelle sagesse a présidé à leur appellation.

Et où les auteurs de matière médicale ont-ils donc puisé leurs données? Ils ne les tiennent sans doute pas d'une révélation immédiate, et cependant on serait presque tenté de le croire, car elles ne peuvent leur venir de la pratique des médecins qui, on le sait, croyant au-dessous de leur dignité de ne prescrire qu'un médicament dans une maladie, aiment mieux voir la médecine ne jamais s'élever au rang des arts que de renoncer à leur prérogative d'écrire des formules composées d'après les principes reçus.

Si donc la presque totalité de ce que les matières médicales disent, relativement aux vertus des substances médicinales simples, n'a point été puisé dans l'expérience des savants médecins, à laquelle on ne peut rien emprunter de semblable, d'où l'ont-elles donc tiré? Nous attendrons longtemps la réponse à cette question.

Ainsi, il faut le reconnaître, malgré les transformations presque continuelles qu'ont subies, depuis plus de deux mille ans, les théories physiologiques, pathologiques et thérapeutiques, au gré des divers systèmes, la connaissance des véritables propriétés des médicaments simples est encore dans l'enfance pour les allopathes, et quoique notre siècle ait marché vers la perfection sous tant d'autres rapports, il n'y a encore qu'une très-petite partie des maladies, auxquelles l'homme est sujet, qu'on soit en état de guérir, de manière à ne pas pouvoir douter que l'honneur de la guérison appartient réellement au médecin. Les autres demeurent incurables comme elles l'étaient avant Galien; où le traitement médical leur fait prendre d'autres formes nouvelles; où l'action de leur cause s'épuise avec le temps; quelquefois enfin, elles guérissent, par un évènement fortuit, d'après les lois homœopathiques, sans que le médecin s'en soit douté le moins du monde.

Tel est le fâcheux, mais véritable état dans lequel est restée plongée la médecine jusqu'au moment où Hannemann, dans sa conception sublime, eut la hardiesse de demander à l'organisme en santé de l'éclairer sur l'entière et véritable puissance des agents médicamenteux. L'organisme sain a répondu et répondra encore tous les jours à ceux qui voudront l'interroger : que les médicaments manifestent toute leur action et d'une manière certaine sur l'homme en santé, et l'organisme malade n'a pas tardé à faire entendre sa grande voix, pour venir prêter appui à l'expérimentation pure, et pour témoigner à la face du monde que les moyens les plus sûrs et les seuls vrais que la médecine puisse posséder pour obtenir des guérisons douces, promptes et durables, se trouvent uniquement dans l'homœopathie.

La science officielle résistera peut-être longtemps encore à reconnaître la vérité nouvelle, mais elle sera nécessairement entraînée par le courant de l'opinion publique, et sera forcée d'étudier l'homœopathie.

Chose extraordinaire : battue en brèche de tous côtés, attaquée avec une violence sans exemple par les académies de médecine et par les médecins, l'homœopathie n'en poursuit pas moins son chemin, renversant tous les obstacles et répondant à toutes les attaques par des succès que personne ne peut plus nier aujourd'hui.

D'ailleurs, les vieilles idées ont toujours été un obstacle aux progrès des nouvelles, et toute vérité ne s'est installée dans le monde qu'après y avoir préalablement conquis son droit de cité par la lutte. Galilée était emprisonné pour avoir affirmé que la terre tournait;

Harvey était persécuté et traité de fou pour avoir découvert que le sang circulait dans nos veines; et le célèbre Riolan, le plus grand anatomiste de cette époque, disait lui-même qu'il valait mieux se tromper avec Galien que d'être circulateur avec Harvey.

La vaccine et le quinquina, ces deux conquêtes de la science moderne, n'ont-elles pas été longtemps combattues, malgré l'expérience qui en démontrait cependant les bienfaits?

La doctrine des semblables ne pouvait donc échapper à cette loi, qui est celle de toute vérité venant en ce monde.

Et maintenant comment se fait-il que cette méthode qui a contre elle les préjugés, la routine, l'ignorance, l'orgueil scientifique et tous les intérêts coalisés, comment se fait-il qu'elle marche et grandisse d'une façon si extraordinaire?.. Si l'homœopathie grandit, malgré tous les obstacles semés sur sa route, c'est par la force même de son principe, c'est qu'elle a pour elle la vérité; c'est enfin parce qu'elle fait chaque jour des cures incontestables, étonnantes, et que les faits, dans leur brutale évidence, plaident éloquemment sa cause.

Aussi, jamais idée nouvelle n'a plus rapidement marché que l'homœopathie à la conquête des esprits.

Voyez, en effet, il y a quinze ans à peine, la France ignorait encore l'existence de la doctrine d'Hannemann, et aujourd'hui, presque toutes les villes de France, beaucoup de villages même, ont des médecins homœopathes.

L'homœopathie possède partout, à cette heure, en Europe, des chaires, des cliniques, un public et des journaux. Il y a dans ce moment, en Allemagne, des cours publics d'homœopathie dans vingt-cinq ou trente universités, dont huit ou dix jouissent d'une grande popularité.

La Suisse, l'Italie, la Belgique, les Etats-Unis comptent plus de cinquante sociétés homœopathiques florissantes et un grand nombre d'hôpitaux. A Rio-Janeiro, dans le Brésil, l'homœopathie a une académie puissante. En Espagne, un décret de la reine Isabelle a institué à Madrid, il y a deux ans, une clinique homœopathique, et le gouvernement anglais vient d'adopter officiellement l'homœopathie en organisant un enseignement public homœopathique.

Cependant, malgré tous ces progrès de l'idée nouvelle, l'allopathie ferme de plus en plus les yeux et les oreilles et s'obstine à vouloir rester stationnaire, quand tout marche; bien plus, certaines sociétés de médecine, assure-t-on, ont porté leur esprit d'intolérance jusqu'à décider que nul médecin homœopathe ne pourrait être admis dans leur sein.

Pauvres académies! Ils sont donc tout-à-fait étrangers, ces docteurs, à ce qui se passe aujourd'hui dans l'univers savant; ils ignorent qu'Hannemann, l'Hypocrate du dix-neuvième siècle, repoussé de Leipzig, il y a vingt-cinq ans, comme hérétique en médecine, vient d'y être acclamé comme un révélateur, et que sa statue en bronze a été inaugurée solennellement au milieu d'un concours immense de médecins de tous les pays, accourus pour rendre hommage à son génie! Ils ne savent pas qu'il y a dix-huit mois à peine, l'université de médecine d'Edimbourg raya de ses tableaux le professeur Anderson, parce qu'il exerçait honorablement la médecine homœopathique; et qu'en ce moment, ceux-là même qui l'ont rayé, sont obligés de subir, par décret royal de la reine Victoria, des professeurs d'homœopathie en punition de leurs erreurs. Heureux châtiment que nous appelons de tous nos vœux, et dont les progrès toujours croissants de l'homœopathie menacent inévitablement et avant peu la médecine française!

Espérons, en effet, que le gouvernement ne restera pas en arrière dans cette immense question qui intéresse à un si haut point la société tout entière; car il ne s'agit de rien moins que de la santé et de la vie des hommes.

Alors tomberont les préjugés et les passions qui éloignent depuis si longtemps les deux écoles médicales.

Nous faisons des vœux ardents pour que cette fusion ne tarde pas à être opérée; car, ce jour-là, la guerre impitoyable que la saignée, les sangsues, les cautères, les vésicatoires, les emplâtres et les drogues de toute espèce font au genre humain, sera terminée; et c'est à l'ombre de la méthode d'observation, dégagée de toute vue empirique et hypothétique, que les adeptes de l'allopathie, fatigués d'entre-choquer des systèmes qui se repoussent, viendront chercher le repos dans la spécificité; et, trop heureux alors de leur conversion, ils ne tarderont pas, nous en avons l'assurance, de s'unir à nous pour remercier Dieu d'avoir daigné révéler à Hannemann les lois de l'homœopathie.

FIN.

Toulouse, Imprimerie de CHAUVIN et FEILLÈS, rue Mirepoix, 3.